Dr Lucien-Nicolas **BRUANT**

De la Faculté de Médecine de l'Université

de Nancy.

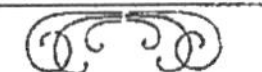

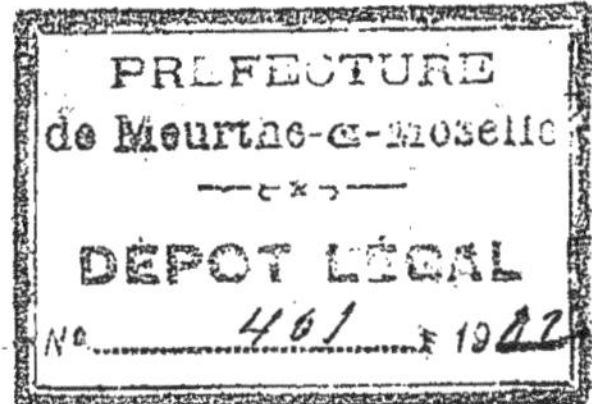

PRÉFECTURE
de Meurthe-et-Moselle

DÉPOT LÉGAL

Nᵒ 461 19 22

DE LA CHIRURGIE CONSERVATRICE

DANS LES

Grands Écrasements des Membres

NANCY

IMPRIMERIE LOUIS KREIS

Rue Saint-Georges, 51

1902

Dr Lucien-Nicolas BRUANT

De la Faculté de Médecine de l'Université

de Nancy.

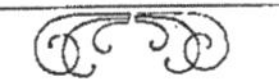

DE LA CHIRURGIE CONSERVATRICE

DANS LES

Grands Écrasements des Membres

NANCY

IMPRIMERIE LOUIS KREIS

Rue Saint-Georges, 51

—

1902

INTRODUCTION

———

Dans le courant de l'année 1902, en suivant les leçons de clinique chirurgicale de M. le professeur Weiss, nous eûmes occasion de voir entrer au service un certain nombre de blessés ayant subi des traumatismes graves des membres. Aucun de ces malades ne fut amputé : chez tous fut institué un procédé de traitement ayant pour objet d'éviter le sacrifice des membres broyés ou de tenter la conservation des portions de membres respectées par le traumatisme.

Les résultats obtenus furent merveilleux. Aussi nous saisîmes avec empressement l'offre qui nous fut faite par notre maître de publier les quelques observations recueillies et de faire de la chirurgie conservatrice le sujet de notre thèse inaugurale.

Nous n'avons pas, dans ce modeste travail, la prétention de faire de la chirurgie conservatrice un exposé plus précis que celui qui a été fait par des maîtres expérimentés ; notre but est seulement de présenter quelques observatious n ,uvelles en faveur de la méthode conservatrice, de montrer jusqu'où, dans ces cas, peut aller l'audace du chirurgien et de déterminer la ligne de conduite à tenir dans des cas analogues à ceux que nous exposerons, cas pour lesquels l'embarras est parfois permis, même aux plus expérimentés.

Nous avons divisé notre travail en plusieurs parties :

Après avoir exposé l'historique de la question dans un premier chapitre, nous parlerons de la détermination de la ligne de conduite à tenir en face d'un écrasement des membres, dans une seconde partie. La technique opératoire fera l'objet du troisième chapitre. Dans le quatrième, nous donnerons les observations : le cinquième sera réservé aux résultats opératoires ; les complications seront relatées dans un sixième chapitre. Nous terminerons par quelques conclusions.

Nous autorisant d'un usage consacré, nous devons, avant d'entrer dans notre sujet, présenter à tous nos maîtres de la Faculté, l'hommage très sincère de notre respectueuse reconnaissance.

Que notre maître, M. le professeur Weiss, agrée tout d'abord nos sincères remerciements pour l'honneur qu'il nous fait d'avoir bien voulu accepter la présidence de notre thèse. Il ne nous a pas ménagé ses conseils pour la rédaction de ce travail : nous l'en remercions bien vivement.

M. le doyen Gross nous a initié, avec le talent que tous lui connaissent, à cette science précise et méthodique qu'est la chirurgie. Nous lui témoignons nos sentiments de bien vive gratitude.

Nous avons eu l'honneur de suivre, pendant plusieurs années, l'enseignement clinique de M. le professeur Bernheim, à qui nous devons notre éducation médicale : nous lui exprimons ici nos sentiments d'entière reconnaissance.

Nous adressons l'expression de notre respectueuse gratitude à MM. les professeurs Hergott et Rohmer ainsi qu'à MM. les professeurs agrégés Frœlich, Haushalter, Jacques et Michel.

Enfin, nous n'oublierons jamais les nombreuses marques d'affection que nous ont témoigné nos amis les docteurs Frühinsholz, Bichat, Sencert et Feltgen ; nous les remercions de leur constante amitié et de la bonté qu'ils ont toujours eu pour nous.

CHAPITRE PREMIER

HISTORIQUE

De tout temps, un grand nombre de faits observés par les chirurgiens ont prouvé que des lésions traumatiques considérées comme nécessitant l'amputation, pouvaient guérir sans elle.

Au début du XVIᵉ siècle déjà, quelques chirurgiens effrayés justement par la mortalité dans les amputations « n'osaient plus porter le fer dans les chairs vives de peur de causer une défaillance mortelle ; ils enveloppaient le membre des mêmes substances qui servaient à l'embaumement des corps et en abandonnaient l'ablation aux seuls procédés de la nature. »

En 1761, Bilguer, chirurgien de l'armée prussienne, déclarait que de la foule de blessés qu'on avait amputés pendant la guerre de Sept Ans, à peine en avait-on sauvé un ou deux. « La façon de couper la plus redoutable, dit-il, dont la chirurgie fasse usage pour le soulagement des hommes étant l'amputation de quelque membre, opération que chacun envisage en frémissant, j'ai cru ne pouvoir mieux remplir mon intention ni rendre un meilleur service qu'en prouvant que les occasions de l'exercer sont beaucoup moins fréquentes qu'on ne l'a cru jusqu'à présent et qu'on peut même presque s'en passer. Mes premières idées sur cette manière de voir me sont venues en observant ce qui se passait sous mes yeux dans les hôpitaux militaires.

« Je voyais d'un côté que dans un très grand nombre de cas où les chirurgiens de l'armée et les blessés même jugeaient l'amputation des membres extrêmement nécessaire pour sauver la vie du malade, il arrivait rarement ou presque jamais que ce secours réussit.

« D'un autre côté, voyant et soignant un grand nombre de blessés, auxquels les boulets avaient entièrement enlevé quelque membre et enlevé de façon que tous ceux qui, attachés aux anciennes règles n'osent pas s'en écarter, auraient fait une nouvelle amputation sur les restes de ces membres emportés, je les guérissais, autant qu'ils étaient guérissables, sans ce triste secours.

« Enfin, plusieurs autres dont les membres n'étaient pas tout à fait enlevés, mais si fort détachés, blessés, meurtris et contus que les meilleurs chirurgiens jugeaient qu'on devait achever l'amputation, se sont guéris par mes soins, contre l'idée générale, sans amputation. »

Bilguer s'opposait ainsi, absolument, à l'amputation primitive dans les grands traumatismes des membres. Voici quelle était sa méthode :

Quand le membre était extrêmement meurtri et ne tenait pour ainsi dire plus au corps, il commençait à couper les faibles attaches le retenant encore, puis il sectionnait les bouts d'os saillants qui pouvaient nuire, qu'ils fussent ébranlés ou encore adhérents aux membres. Quand ils étaient mobiles, il les faisait assujettir par un aide. Il examinait ensuite s'il y avait encore des esquilles ou autres débris et soit qu'elles ne tinssent plus à rien, soit qu'elles fussent encore quelque peu adhérentes, il enlevait toutes celles qui pouvaient s'enlever sans grande violence et sans nouvelle effusion de sang.

Quand il avait terminé cette opération, il cherchait, en comprimant le membre avec les deux mains et en le frottant doucement dans sa longueur, à lui rendre sa forme primitive. Puis il pansait la plaie avec de la charpie imbibée d'essence de myrrhe et appliquait un bandage compressif. Il arrosait l'appareil avec une assez grande quantité d'esprit de vin et tenait le membre étendu et reposé mollement.

« La suppuration, dit Bilguer, a le soin de limiter les parties compromises : c'est l'ouvrage de la nature ; le travail secret par lequel les parties saines se débarrassent des parties putréfiées qui les entourent, travail que doit aider le chirurgien en enlevant, sans répandre le sang, tout ce qui est carié et toutes les esquilles qui cèdent sans violence. »

Un des partisans de Bilguer : Léveillé, chirurgien militaire, publia en 1803 un « Mémoire sur la nécessité de ne pas toujours amputer sur le champ dans les cas où le membre est emporté par un boulet ; et sur le traitement le plus convenable en cette circonstance. »

L'auteur conseille dans ces grands traumatismes d'enlever toutes les esquilles osseuses éparpillées parmi les muscles auxquels elles adhèrent faiblement. La chute des fragments osseux n'a lieu qu'au troisième ou quatrième mois. La séparation entre le mort et le vif se fait ; les bourgeons charnus s'affaissent, perdent de leur couleur et annoncent la séparation entière des bouts saillants des os. Cette séparation n a jamais lieu au niveau des bourgeons, mais plus haut, de sorte que le moignon perd de sa conicité et présente une dépression en son milieu. La réunion des parties molles se fait aisément, sans accidents et sans exposer le malade aux dangers d'une amputation.

Un 1835, Astley Cooper cherchait à trouver quelque moyen de rendre l'opération moins souvent nécessaire. « Ce serait, dit-il, un des plus grands bienfaits que l'on pût accorder à l'humanité. »

En 1839, Dupuytren, dans une leçon clinique, enseignait que si la cuisse avait été broyée ou emportée près de l'articulation coxo-fémorale, il ne fallait pas amputer, mais arrêter l'hémorrhagie ou cherc' er à la prévenir, débarrasser la plaie de tous les corps étrangers, des saillies osseuses et panser.

A la même époque, Bérard et Denonvillier, auteurs du Compendium de chirurgie, pensent « que les dangers que peut courir le malade, abandonné aux efforts de la nature, sont peut-être moins redoutables qu'on ne le soutient, tandis que personne ne peut contester la gravité d'une amputation. Cette dernière, il est vrai, retranche de suite la partie morte, substitue une plaie simple qui se réunit bien et guérira facilement à une plaie inégale, suppurant, avec laquelle on ne peut jamais espérer une cicatrice solide et régulière. Mais ne vaut-il pas mieux, après tout, échapper à la mort avec un moignon plus ou moins défectueux que de périr avec une plaie simple et nette à la suite d'une amputation parfaitement exécutée. Telle est à cet égard notre conviction, concluent-ils, que si nous étions nous-mêmes dans le cas que nous supposons, nous

voudrions qu'on s'abstint de l'opération et qu'on laissât
s'accomplir d'elle-même une amputation naturelle exempte
de douleur et le plus souvent de danger. »

Malgaigne, en 1842, confesse que, disciple des grands
maîtres, il n'avait pas appris à douter de leur parole et
était partisan de la méthode de Larrey. Avec la ferme
résolution d'amputer le plus possible, il part pour la
Pologne comme chirurgien de la quatrième division d'in-
fanterie. « Que mes espérances étaient belles, écrit-il ;
toutes les chances heureuses étaient pour nous. J'amputai immédiatement le plus qu'il me fut possible ; je
réunis immédiatement et expédiai mes blessés sur Varsovie. La première fois que je fus de retour à Varsovie,
jallai diligemment m'enquérir de mes amputés. Ici je ne
puis dire de quelle profonde consternation je fus frappé
lorsque à chaque nouvelle interrogation on me répondait
presque uniformément : mort ! Je l'avouerai ; je n'eus
même pas l'idée de faire une statistique régulière, je ne
m'en sentis pas le courage. »

Revenu à Paris, poursuivi de cet affreux cauchemar,
d'un doute poignant au sujet de ces décès, Malgaigne
constata que le nombre des amputés morts dans les hôpitaux était à peu près aussi élevé que celui des soldats
amputés morts en campagne.

Après avoir ainsi constaté la mortalité qui suit les amputations pour grands traumatismes, Malgaigne com-
mença à douter de la parole des chirurgiens tels que Larrey, et eut bientôt une opinion toute contraire à la leur.
Si bien qu'étant juge d'une thèse présidée par Marjolin, où
cette question était traitée et résolue dans le sens de l'amputation, Malgaigne entreprit le candidat et après avoir

exposé ses motifs, termina par cette sorte de profession de foi que s'il avait le fémur fracassé par un coup de feu, toutes chances bien pesées, il ne se soumettrait pas à l'amputation, le président, opinant de la voix et du geste, ajouta d'une voix significative : ni moi non plus ! Marjolin avait fait, lui aussi, l'expérience de ce que vaut une amputation de cuisse dans de telles circonstances : en 1814, à la Salpétrière, il avait fait quatorze amputations et n'avait sauvé qu'un seul opéré.

A la même époque, Velpeau, à la tribune de l'Académie de médecine, vint battre en brèche les doctrines régnantes sur les amputations primitives et secondaires et ébranler la confiance des chirurgiens dans la valeur des amputations.

« Plus je vieillis, dit-il, moins j'ampute. J'amputai plus en 1830 qu'en 1848, et en juin moins qu'en février dernier. Une des raisons principales que l'on fait valoir en faveur de l'amputation est celle-ci : que l'on substitue une plaie simple à une plaie contuse, compliquée d'esquilles ; mais la plaie qui résulte d'une amputation n'est pas une plaie simple, c'est une plaie très grave et qui est loin d'être simp'e. La résistance vitale est moins menacée par une plaie grave avec conservation de la continuité que quand cette continuité est interrompue. Puis, dans les amputations, un danger très grand se présente, c'est celui de l'infection purulente. Les blessés meurent le plus souvent d'érysipèle, de suppuration profonde, d'infection purulente ; ce dernier accident figurant pour plus de moitié. Or, je suis loin d'être convaincu qu'il y ait plus de chances d'éviter cette infection par l'amputation que par la conservation du membre. »

Tous ces auteurs exprimaient plutôt des impressions générales sur les résultats des amputations que des convictions bien assises sur des faits précis, permettant d'établir une comparaison entre la mortalité consécutive aux amputations et la mortalité consécutive aux tentatives dè conservation des membres. Néanmoins, l'impulsion vers la chirurgie conservatrice avait été donnée par eux.

Un chirurgien de Montpellier, Alquié, publie en 1850 un mémoire sur la chirurgie conservatrice et les moyens de restreindre l'utilité des opérations. L'auteur cite, à l'appui de ce qu'il avance, de nombreuses observations, démontrant que souvent les efforts de la nature doivent être préférés à ceux de l'art.

Hutin, en 1854, rappelle que Ribes, l'ancien chirurgien en chef des Invalides, n'avait pas vu sur quatre mille malades un seul amputé au tiers supérieur de la cuisse ; d'où il concluait que l'amputation dans cette région est mortelle comme la blessure.

Legouest, en 1856, démontre que les désarticulations de hanche pratiquées immédiatement sont toujours suivies de mort ; que les désarticulations secondaires sont moins dangereuses et que les tentatives de conservation offrent le plus de chances de succès.

Seutin et Crocq, en 1860, discutèrent la question devant l'Académie royale de médecine de Belgique et repoussèrent les amputations dans le plus grand nombre des lésions traumatiques. Ils présentaient trois cas démontrant les ressources que possède la nature et l'utilité de la chirurgie conservatrice.

A une époque plus rapprochée de nous, sir James Paget et Verneuil ont surtout cherché à expliquer les complications sérieuses et souvent imprévues qui suivent les opérations bénignes ou graves.

Verneuil surtout est partisan de la méthode conservatrice. « Lorsque, dit-il, vous aurez à traiter un blessé atteint d'un écrasement quelconque, prenez pour règle absolue de ne rien exciser, de ne rien régulariser avec le bistouri. Dans ces cas, le chirurgien ne doit songer qu'à prévenir et combattre les accidents primitifs ; il doit laisser à la nature le soin de sauver tout ce qu'elle peut sauver ; elle conservera plus que le chirurgien et fera au mal une part toujours moindre. On ne s'imagine pas assez nettement combien des tissus dilacérés et condamnés au premier jour peuvent reprendre de vitalité et se réparer. Laissez donc faire la nature ; attendez. Plus tard, après des semaines, des mois même, quand la cicatrisation sera faite, alors seulement le chirurgien doit intervenir et régulariser la plaie de façon à rendre au malade l'usage du membre plus facile. »

Verneuil cite, à l'appui de ce qu'il avance, l'observation d'un malade ayant subi une mutilation de la main. Un chirurgien régularisa la plaie après l'accident. Le blessé vint peu après à l'hôpital, atteint d'accidents formidables : phlegmon de l'avant-bras et arthrite suppurée du carpe... Il faut donc, d'après Verneuil, établir une différence entre les opérations faites à la main pendant la période aiguë suivant l'accident et celles faites dans l'état de calme absolu de la région. Le chirurgien devra avoir une ligne de conduite rigoureusement tracée dans ces cas : ne jamais porter le bistouri dans une plaie récente de la main et ne régulariser la plaie que deux ou trois mois après l'accident.

Autrefois ces théories n'avaient pas beaucoup de partisans et elles ne méritaient guère d'en avoir : la chirurgie conservatrice ne pouvait prendre son essor qu'après le triomphe de l'antisepsie.

Reclus, dans une méthode que nous exposerons dans un des chapitres suivants, a donné, de nos jours, une nouvelle impulsion à la chirurgie conservatrice et l'a fait considérer par la plupart des chirurgiens comme le triomphe de l'art.

CHAPITRE II

Déterminatiou de la ligne de conduite à tenir en face d'un
écrasement des membres

Quand on a à traiter un blessé qui se présente avec un
écrasement ou un traumatisme grave des membres, on
doit tenir compte dans la détermination de la ligne de
conduite à tenir, de diverses considérations:

1° Considération d'ordre local : la blessure;

2° Considérations d'ordre général : le milieu et le
blessé.

Le praticien, prudent et faisant usage d'une antisepsie
rigoureuse, est aujourd'hui maître ou à peu près de deux
facteurs : la blessure et le milieu ; seul le troisième, l'état
constitutionnel du blessé lui échappe souvent et lui ré-
serve des surprises, parfois même des désastres.

Nous passerons successivement en revue ces trois facteurs en signalant quelles sont les indications et les contre-
indications de la méthode conservatrice.

Nous aurons à examiner le siège, l'importance et la
nature de la blessure, c'est-à-dire voir si l'écrasement
porte sur la continuité du membre ou s'il est périphéri-

que ; s'il y a ou non lésions des gros vaisseaux et des gros troncs nerveux ; et enfin si la plaie est infectée ou non.

Le membre pourra être broyé dans la continuité avec lésions osseuses, attrition plus ou moins considérable des parties molles, mais sans lésions des gros vaisseaux et des nerfs.

Il pourra être complètement détaché du tronc, ou broyé dans la continuité avec lésions des gros vaisseaux et des nerfs. Enfin, l'écrasement sera périphérique, avec ou sans lésion des vaisseaux :

Amputer dans tous ces cas, en pleine période de choc, serait aller très souvent au devant de la mort immédiate. Et même, le moment du danger passé, le blessé supportera mal, à peine remis d'un traumatisme grave, un second traumatisme aussi sérieux qu'une amputation de cuisse ou de bras ou une désarticulation de hanche ou d'épaule.

Là n'est pas la principale objection contre l'amputation précoce, qu'on pourrait tenter aujourd'hui sans trop mauvais résultats. D'autres arguments sont à faire valoir : tout d'abord le danger de la grangrène secondaire du moignon, qui sera favorisée par les lésions à distance, telles que décollements et déchirures vasculaires. C'est une éventualité à craindre et assez fréquente, si l'on n'ampute très haut au-dessus de la lésion. Or, c'est là un des plus graves inconvénients de l'intervention précoce : « à sacrifier dans le vif, on sacrifie toujours trop ». Evidemment, s'il s'agit d'un segment plus ou moins long de la continuité de la jambe, de la cuisse, de l'avant-bras ou du bras, on n'aura jamais à se reprocher de l'avoir supprimé ; mais l'incertitude sera grande lorsque la question se posera d'amputer au-dessus ou au-dessous du genou ou du coude ; et à l'indécision se joindra de la crainte, s'il s'agit, au lieu d'amputer, de faire une désarticulation de hanche.

La pratique de cette méthode de « l'élimination spontanée et économique », ne sera autorisée qu'autant que le blessé aura été confié de suite au chirurgien et que le foyer aura été minutieusement désinfecté. Si cette indication n'a pas été remplie, il reste à l'amputation précoce certaines indications : « L'écrasement, dit Lejars, date de plusieurs heures : la plaie, imprégnée de terre, de charbon, de scories de toute nature, est restée souillée et sans soins. Le broiement porte sur le pied ou sur la main, et les délabrements sont tels qu'aucun doute ne saurait subsister : l'extrémité du membre est irrémédiablement perdue, et la méthode de l'élimination spontanée, en admettant qu'elle fût suivie de succès, n'assurerait pour tout bénéfice que la conservation d'un segment de jambe ou d'avant-bras un peu plus long. C'est trop peu, si l'on réfléchit aux dangers d'infection que l'on encourt en pareils cas, aux difficultés, à la quasi-impossibilité d'une détersion suffisante de pareils foyers. Mieux vaudra, le plus souvent, en finir de suite par une amputation au lieu d'élection. »

La ligne de conduite à tenir sera encore plus facile à déterminer, si l'on est en face d'une infection établie, menaçant les jours du malade : Alors l'hésitation n'est plus possible, l'amputation immédiate peut seule sauver la vie au blessé. Cependant, il est des cas particulièrement graves (nous en avons observé un : Observation VIII) où, en raison de l'état général du blessé, comme par suite de l'extension de la grangrène au-delà de la racine du membre, l'amputation ne peut être tentée.

*
* *

Le milieu a joué son rôle autrefois dans l'évolution des accidents qui menaçent les grands blessés. Aujourd'hui, son influence est moindre dans les hôpitaux, comme dans les villes et les campagnes : grâce aux ressources de l'antisepsie et à une hygiène bien surveillée, le praticien peut facilement écarter tout danger. Il n'en est pas toujours de même ; pendant les guerres, dans les villes assiégées où les conditions hygiéniques sont particulièrement mauvaises, on a tout à craindre au sujet de ce facteur. Trélat raconte que, pendant la guerre de 1870, il dirigea depuis Sedan jusqu'à Orléans une ambulance très bien organisée. A Beaumont, les blessés furent apportés aussitôt après le combat : ils furent pansés et opérés dans les meilleures conditions possibles dans un village où il n'y avait pas d'encombrement de troupes : tous les opérés furent guéris. Le lendemain de Sedan, Trélat reçut d'un chirurgien allemand une ambulance française où les blessés très nombreux n'étaient pas pansés depuis deux jours. Ce fut un désastre : presque tous succombèrent à la septicémie aiguë. A Orléans les résultats furent bons alors que l'ambulance était établie dans une ferme ; ils devinrent mauvais quand on fut obligé d'occuper une étable.

*
* *

Le blessé est, sans contredit, le facteur le plus important à considérer.

La profession et la situation de fortune du malade ne sont pas les moindres considérations qui militent en faveur de la conservation. L'homme riche qui n'a pas à s'occuper du pain du lendemain, qui a les ressources de la fortune pour subvenir aux besoins de sa famille, ne se résoudra pas facilement au sacrifice d'un membre. A plus forte raison, le pauvre, l'ouvrier, qui demande au travail de ses bras, au bon état de ses jambes, le pain de chaque jour, se gardera contre toute tentative d'amputation.

L'âge, parmi les diverses conditions des malades, paraît exercer l'influence la plus régulière sur la façon dont on supporte les opérations. Les jeunes enfants sont surtout en danger par le choc traumatique : ils supportent mal la douleur, ce qui ajoute beaucoup au danger du choc et peut déterminer un degré dangereux de collapsus ; mais si tout se passe bien sur ces deux points, ils courent moins de risques que les personnes plus âgées.

Le principal intérêt, relativement à la question d'âge, a trait aux vieillards : chez eux toutes les mauvaises chances des opérations atteignent leur maximum ; car plus un homme a dépassé l'âge moyen, plus il est probable qu'il présente quelque affection organique, plus il est certain qu'il doit avoir de nombreuses dégénérescences. Les vieillards sont, plus que les autres, exposés à mourir de choc ou de simple épuisement peu de jours après une opération ou un traumatisme grave. Ils supportent mal de grandes pertes de sang, une longue exposition au froid, un abaissement brusque de la température et la privation d'aliments. Les plaies guérissent lentement chez eux ; aussi sont-ils longtemps sujets aux hémorrhagies secondaires et autres dangers des plaies exposées. Leur convalescence est toujours très longue : et l'on est fort souvent désappointé de voir un malade âgé mourir de quelque affection légère survenue par hasard. Ces dangers spéciaux aux vieillards nécessitent des soins particuliers : il faut être économe de leur sang, éviter autant que possible les longues suppurations. Il faut les tenir chaudement, ne leur donner que les aliments réellement nécessaires et ne pas les tenir longtemps couchés.

L'état constitutionnel du blessé lui-même sera souvent une contre-indication de l'amputation : le choc opératoire ajouté au choc traumatique pourra provoquer une maladie constitutionnelle en germe et lui permettre d'accélérer son évolution. De tout temps les chirurgiens pratiquant dans les petites villes ou les campagnes, lieux où l'on perdait généralement moins de blessés que dans les hôpitaux, ont reconnu ne pas être plus heureux que les chirurgiens des villes quand ils avaient affaire à des sujets atteints de maladies constitutionnelles invétérées. Comme eux, ils perdaient leurs alcooliques, leurs paludiques, leurs diabétiques, leurs cachectiques divers.

Longtemps on chercha la cause de ces revers : la théorie de l'encombrement expliqua d'abord tout. Le pansement antiseptique fut découvert ensuite et diminua considérablement la gravité du pronostic opératoire. Mais un fait restait inexplicable : des blessés, porteurs de mutilations énormes, placés dans de bonnes conditions hygiéniques, guérissaient parfaitement ; alors qu'on voyait des blessés, placés dans les mêmes conditions, présenter à la suite de blessures insignifiantes, les complications les plus sérieuses, jusqu'à la mort.

C'est à ce moment qu'on eut l'idée de faire intervenir dans le pronostic des affections chirurgicales un nouveau facteur : l'état constitutionnel du blessé lui-même. Sir James Paget et Verneuil, les premiers, s'occupèrent de la question et purent, en 1867, faire accepter comme vraies les propositions suivantes :

1º « La terminaison des blessures accidentelles ou chirurgicales est dominée par l'état constitutionnel du sujet vulnéré ;

2º Les maladies antérieures à l'opération modifient souvent d'une façon fâcheuse la marche du trauma et favorisent notablement par là l'invasion des accidents et complications traumatiques ;

3º Fréquemment à son tour, le trauma agit sur la maladie constitutionnelle, la provoque quand elle est en germe, la rallume quand elle est éteinte, accélère son évolution progressive et surtout aggrave infiniment ses localisations anciennes ;

4º Bref, toutes choses égales d'ailleurs, et les influences de milieu mises de côté, le pronostic des opérations est toujours plus grave chez les diathèsiques que chez les sujets sains ; il est toujours incertain, sérieux, difficile à porter, rien ne pouvant faire prévoir sûrement ni les déviations possibles du processus traumatique, ni le retentissement funeste du trauma sur les lieux de moindre résistance créés à l'avance par la maladie constitutionnelle. »

Si le traumatisme n'a pas influé sur la maladie constitutionnelle, le choc opératoire pourrait le faire. Il faudra

donc s'abstenir autant que possible de l'intervention et
n'opérer qu'autant que les circonstances y obligeront.
L'abstention ne doit cependant pas être érigée en prin-
cipe : elle équivaudrait à une abdication à peu près complète de la chirurgie.

« On ne saurait trop le proclamer, écrit Verneuil ; dans
la plus large partie du domaine chirurgical, le règne des
purs opérateurs est fini ou près de finir. Le chirurgien ne
doit plus être qu'un médecin armé quand il le faut, mais
le moins souvent possible. Pour lui, le plus beau titre de
gloire est d'être conservateur, non pas de parti pris, par
découragement, insouciance, pusillanimité, ou confiance
exagérée dans la nature médicatrice, mais parce qu'il saura
profiter jusqu'aux limites de la prudence des processus
curatifs naturels bien dirigés, auxquels il adjoindra d'ailleurs les ressources déjà nombreuses et croissant chaque
jour de la thérapeutique dite de douceur. »

Le chirurgien connaissant la vérité entière sur les risques
opératoires que courront ses blessés, devra être prudent,
réservé, ne pas donner le moindre coup de bistouri sans
avoir minutieusement examiné le terrain individuel.
Jamais il ne devra se retrancher derrière un oubli ou une
négligence dans l'exploration préparatoire. Il n'arrivera
pas évidemment à supprimer de la pratique des revers iné-
vitables ; mais il évitera du moins les cruelles déceptions
que J. Paget appelle justement les calamités de la chirurgie.

En somme, il est suffisamment démontré dans ce chapitre que les cas sont peu nombreux où il y ait indication
de l'intervention précoce : presque toujours le blessé ga-
gnera à se voir traiter par la méthode conservatrice.

CHAPITRE III

TECHNIQUE OPÉRATOIRE

Le succès final dépend surtout de la technique opératoire : aussi nous préciserons autant que possible dans ce chapitre les différents points qui ont trait à l'exécution du procédé opératoire.

Reclus, le premier, a donné une description magistrale de la technique opératoire dans la conservation systématique des membres. Nous la reproduirons entièrement :

« Dès le premier jour, dit-il, on fera une injection de 10 centimètres cubes de sérum antitétanique, renouvelée après une dizaine de jours.

« Le blessé, apporté sur le lit d'opération, est enveloppé d'alèzes chaudes fréquemment renouvelées ; on lui fait au besoin des injections de sérum artificiel, de caféine ou d'éther lorsque le collapsus paraît menaçant. Si la sensibilité n'est pas très émoussée, on le soumet à quelques inhalations d'éther, car l'intervention est longue, minutieuse, et les cris du blessé pourraient imprimer au chirurgien une hâte qui serait regrettable. Le foyer traumatique est largement exposé, le membre est savonné à l'eau chaude et la peau est rasée avec le plus grand soin, puis brosse dure, dégraissée à l'éther et passée à l'alcool et au permanganate de potasse. Lorsque les téguments sont bien désinfectés, on s'occupe du foyer profond. Les esquilles dépériostées, les lambeaux de muscles, les tendons flottants sont enlevés ; puis avec un injecteur à forte pression, et rempli d'eau à la température de 60°, on fouille avec un jet énergique tous les clapiers, toutes les anfractuosités de la plaie ; on pénètre jusque dans les moindres recoins, sous tous les décollements ; on en chasse les corps étrangers, les caillots, et l'on ne s'arrête que lorsqu'on a longuement et méthodiquement irrigué tout le foyer.

« Ces injections ne nous suffisent pas : avec un tampon d'ouate hydrophile imbibé de permanganate de potasse, nous essuyons tout le foyer traumatique, surtout au niveau des bouts qui ont pu être souillés par le contact des lambeaux de vêtements ou avec de la terre. Nous insisterons d'autant plus lorsque le blessé ne nous est pas apporté immédiatement et que des microbes pathogènes ont pu inoculer plus profondément les tissus. Après cette désinfection méthodique et rigoureuse, nous procédons à l'embaumement. Il consiste dans l'application d'une pommade polyantiseptique et qui contient une très grande quantité de substances actives dont les unes absorbables comme le bichlorure de mercure, l'acide phénique et l'iodoforme sont en faibles proportions, tandis que les autres peu absorbables comme l'acide borique, le salol et l'antipyrine sont distribuées plus abondamment. Cette pommade est mise sur des bandes de tarlatane que l'on fait pénétrer dans tous les interstices, sous tous les décollements, dans tous les espaces morts.

« On met alors sur tout le membre une couche plus ou moins épaisse de ouate hydrophile et avec une bande de tarlatane mouillée on ramasse les tissus et on les comprime de façon à tasser les chairs qui pourront ainsi se prêter un mutuel appui et anastomoser leurs vaisseaux. Et puis, par cette compression, l'excès de substances antiseptiques, intercalées dans les interstices et les espaces morts, sera chassé dans la ouate hydrophile.

Il arrive quelquefois que dès le premier jour, le pansement est traversé par la sérosité sanguinolente qui transsude du membre ; on met alors de nouvelles couches d'ouate et l'on ne regarde la plaie qu'au vingt-et-unième jour, à moins que la température ne monte, ou qu'il ne se dégage du pansement des odeurs trop désagréables. »

L'intervention, on le voit, est simple et à la portée de tous les praticiens : de l'eau bouillie, quelques grammes de sublimé et de permanganate de potasse, de la gaze iodoformée, du coton en quantité suffisante et des bandes de tarlatane, tels sont les matériaux strictement nécessaires pour conserver à un blessé un membre qu'il croyait perdu.

Dans la clinique de M. le Professeur Weiss, la méthode de Reclus est exactement suivie, sauf cependant que la pommade polyantiseptique est remplacée par des mêches de gaze iodoformée ; et qu'aux lavages à l'eau très chaude, on ajoute des lavages à l'eau oxygénée.

La complication la plus grave étant la septicémie gangréneuse, il importera surtout que le blessé se soit confié au chirurgien à une époque aussi rapprochée que possible du moment de l'accident : les chances d'infection en seront d'autant diminuées.

Si cette condition est remplie, on cherchera à relever la température et le pouls du blessé par les injections de sérum et de caféine et en l'enveloppant d'alèzes chaudes. Alors on s'occupera de la plaie et l'on préviendra son infection par les moyens suivants :

On emploie généralement les grands lavages faits avec de l'eau distillée, à la température de 55 ou 60 degrés. L'action de l'eau à cette température est hémostatique : elle coagule seulement les parties profondes qui résistent mieux à la chaleur que la peau, qu'on a vue modifiée jusqu'à la brûlure. On permettra à l'eau chaude de faire son action jusqu'à ce que l'hémostase soit parfaite : on le reconnaîtra quand la couleur rouge des tissus aura disparu et que les parties lavées seront recouvertes d'une sorte d'enduit blanchâtre, vernissé.

Th. Varick attribue aussi à l'eau chaude une action favorable sur la circulation : elle exercerait indirectement sur le cœur une excitation puissante prévenant le choc, et directement sur les vaisseaux plus ou moins contusionnés une action réparatrice prévenant la gangrène.

Enfin on peut lui accorder un pouvoir antiseptique faible.

Mais c'est surtout à l'eau oxygénée qu'appartient ce pouvoir : c'est un agent antiseptique d'une valeur remarquable dans le traitement des plaies infectées ; elle est véritablement spécifique contre les microbes anaérobies de la septicémie gangréneuse. Lejars (1), Chaput (2), Terrier (3), Dubujadoux (4), Souligoux (5), Le Dr Bichat (6),

---

(1) LEJARS. *Rapport au Congrès international* de 1900.
(2) CHAPUT. *Société de chirurgie*, 28 novembre 1900,

signalent des cas où les résultats furent merveilleux, d'autant plus que chez leurs blessés, la gangrène dépassait la racine du membre et l'on ne pouvait songer à l'amputation.

L'action de l'eau oxygénée paraît due à l'oxygène qu'elle dégage au contact des matières organiques : il se produit une fine mousse blanchâtre, capable, plus que tout autre antiseptique, de pénétrer toutes les anfractuosités du foyer.

L'eau oxygénée rend aussi les plus grands services dans le décollement des pansements presque toujours adhérents, et des mèches qui servent à draîner les recoins de la plaie. Grâce à elle, le renouvellement du pansement n'est pas douloureux, et l'on n'a pas à craindre l'hémorrhagie que pourraient occasionner des tractions trop fortes sur les drains. On pense que cette action est purement mécanique : les bulles d'oxygène qui se dégagent au contact des tissus s'insinuent entre eux et les pièces de pansement et préparent ainsi le décollement qui devient très facile.

Dans le service de M. le Professeur Weiss, on emploie journellement l'eau oxygénée et on n'a eu jusqu'alors qu'à se louer de ses bons effets.

On lui a reproché cependant, si elle est employée telle que la livre le commerce, de provoquer une cautérisation assez énergique des tissus, d'exagérer la conicité du moignon et enfin de dissoudre le catgut. Il est facile de remé-

---

(3) Terrier. *Société de chirurgie*. 14 mars 1900.
(4) Dubujadoux. *Société de chirurgie*, 24 janvier 1900.
(5) Souligoux. Thèse de Legros.
(6) Dr Bichat. *Revue médicale de l'Est*, 1902. — L'eau oxygénée en chirurgie.

dier à ces inconvénients en l'employant étendue d'eau et en se servant de soie pour la ligature des vaisseaux.

L'asepsie de la plaie étant obtenue, il faut essayer de la maintenir : ce sera le rôle du pansement ouaté. Son épais_ seur s'oppose à l'action de l'air et de ses germes sur la plaie ; il maintient la chaleur du membre ; il comprime les tissus contusionnés, les rassemble, les tasse les uns contre les autres et leur permet d'anastomoser leurs vaisseaux. Enfin, une planchette glissée entre le coton et les bandes de tarlatane, soutiendra le membre broyé, en attendant la possibilité du port d'un appareil plâtré.

Le pansement étant fait, quand, pour la première fois, devra-t-on l'ouvrir ? Il n'y a pas à ce sujet de règle fixe : Reclus conseille de n'y pas toucher avant le vingt-et-unième jour, s'il n'y a pas contre-indication. A notre avis, c'est un trop long délai. Dans le service de M. Weiss, s'il se produit à travers le coton un léger suintement, si la fièvre apparaît et que l'état général reste mauvais, on ouvre le pansement aussitôt ; dans le cas contraire, on n'attend pas plus longtemps que huit ou dix jours.

CHAPITRE IV

OBSERVATIONS

Dans le courant de l'année 1901-1902, nous avons pu recueillir au service de M. Weiss, onze observations. Nous donnerons les photographies des meilleurs résultats obtenus. A la suite de ces cas nouveaux, nous mentionnerons quelques observations déjà publiées par Reclus.

Observation I

Ecrasement de la jambe droite et du pied gauche.
Guérison.

M... Jean-Marie, 29 ans, terrassier à Neuves-Maisons.

Le 16 novembre 1901, vers dix heures du matin, le malade tombe sous un wagonnet chargé de plusieurs mètres cubes de terre. Les roues lui passent sur la jambe droite et le pied gauche qui sont à peu près complètement détachés. Relevé aussitôt, le malade, après un pansement des plus sommaires, est dirigé sur l'hôpital de Nancy, où il arrive vers une heure de l'après-dîner.

Le malade est en état de choc ; il est très pâle, refroidi ; le pouls est petit et rapide. On fait une injection de 250 centimètres cubes de sérum artificiel et une injection de 10 centimètres cubes de sérum antitétanique. Le blessé, enveloppé d'alèzes chaudes est chloroformé avec prudence et l'on constate les lésions suivantes :

La jambe droite est broyée complètement au niveau de son tiers moyen ; elle ne tient plus que par quelques lambeaux de peau et de muscles. Les artères ont été heureusement tordues sur elles-mêmes et obturées par des caillots. On détache le membre par quelques coups de ciseaux ; on débarrasse la plaie des esquilles osseuses ; et on résèque, après rugination, le tibia et le péroné qui dépassent. Les vaisseaux étant liés, on procède à la désinfection de la plaie qui est très sâle, souillée de terre et de débris de toute sorte ; après un grand lavage à l'eau très chaude (55°), on fouille les recoins de la plaie avec un jet d'eau oxygénée, puis on les tamponne avec de la gaze iodoformée et sans réunir, on applique un pansement ouaté.

Le pied gauche a été écrasé au niveau des os du tarse. Il présente une plaie qui part du niveau de la malléole interne pour gagner obliquement le bord externe du pied, qui n'est plus maintenu que par quelques tendons et un lambeau plantaire. Les vaisseaux sont oblitérés par des caillots ; l'articulation tibio-tarsienne n'est pas ouverte. La plaie est très souillée, comme la précédente : on la lave soigneusement au savon, et avec une solution faible de sublimé. On détache ensuite l'extrémité du pied en sectionnant les tendons et on conserve tout ce que l'on peut du lambeau plantaire. Puis, après avoir fouillé toutes les anfractuosités du foyer avec un jet d'eau très chaude, on lave à l'eau oxygénée, on fait un pansement sec à la gaze iodoformée et un pansement ouaté.

Le blessé étant dans un état de faiblesse extrême, on fait

une nouvelle injection de 250 centimètres cubes de sérum, qu'on renouvelle les jours suivants.

Température : $\Big\{\genfrac{}{}{0pt}{}{\text{soir,} \quad 38° \text{ à } 38°9}{\text{matin, } 37° \text{ à } 37°5}\Big\}$ pendant quelques jours ; puis température normale

Le pansement est renouvelé tous les deux jours au début ; puis tous les quinze jours : les plaies sont en bon état.

Le 28 janvier, le blessé fut soumis à l'anesthésie et on procéda à la régularisation de la plaie du pied gauche. Le scaphoïde qui faisait saillie fut enlevé, ce qui permit de relever encore le lambeau plantaire et d'obtenir une bonne réunion au niveau de l'interligne de Choppart. La fièvre fut à peu près nulle et la plaie guérit rapidement,

Le 1er juillet 1902, le blessé sort guéri. Il porte au pied gauche une chaussure spéciale ; à droite un appareil qui lui permettent de marcher assez facilement.

Observation II

Ecrasement de l'avant-bras gauche par les roues d'un wagon. — Conservation du membre.

H... Gustave, 29 ans, employé au chemin de fer.

Le 19 avril 1902, vers une heure du matin, le blessé étant de service à la gare de Jarville, assistait à la manœuvre d'un train de marchandises. Monté sur un wagon, le malade voulut en descendre ; il glissa malheureusement et tomba sous les roues : son avant-bras gauche fut broyé au niveau du tiers moyen. Le wagon chargé pesait, dit le malade, environ quinze mille kilogrammes.

Relevé, le malade est dirigé à pied sur l'hôpital, où il arrive à trois heures du matin. On constate à ce moment que l'avant-bras gauche présente deux plaies : l'une sur le bord externe au niveau de son tiers moyen est très profonde, elle mesure 4 centimètres de longueur sur 3 centimètres de large ; l'autre sur la face postérieure et supérieure, longue de 8 centimètres et large de 5 centimètres : cette plaie est superficielle et n'intéresse que les téguments. L'hémorrhagie n'est pas très considérable.

On constate une déformation considérable et un raccourcissement marqué de l'avant-bras. Il existe une fracture transversale du radius et du cubitus à la limite du tiers supérieur et du tiers moyen, avec chevauchement très marqué surtout pour le radius. Les muscles sont pour ainsi dire hachés ; les téguments décollés sont meurtris, ecchymotiques et recouvrent une masse de tissus crépitants. On perçoit les battements un peu affaiblis des artères au-dessous de la lésion ; la sensibilité un peu émoussée est cependant conservée. Le blessé est pâle, le visage couvert de sueurs froides.

Le malade est chloroformé ; l'avant-bras est savonné et lavé abondamment au sublimé et à l'alcool. Les plaies sont lavées et fouillées avec un jet d'eau à 55°, puis avec une solution faible et très chaude de sublimé. On fait, non sans difficultés, la réduction de la fracture, on bourre les plaies de gaze iodoformée et le membre est immobilisé dans un pansement ouaté compressif et soutenu par une attelle de Bœckel.

Le 2 mai, le pansement est ouvert : les plaies sont en bon état. On replace un nouveau pansement ouaté qui est de nouveau changé le 17 mai.

Le 2 juin, le malade se plaint de douleurs vives dans l'avant-bras : il lui semble qu'on enfonce des aiguilles au niveau des plaies. Il n'y a pas de température : l'appétit est bon. Le pansement est ouvert : les plaies ont bon aspect ; la fracture n'est pas encore consolidée. Après un bain antiseptique d'une demi-heure, on applique un nouveau panse-

ment ouaté avec une attelle. Les douleurs sont attribuées à
de la névrite traumatique : le malade prend, pendant trois
jours, 0 gr. 75 de sulfate de quinine ; les douleurs disparais-
sent.

24 juin, le pansement est ouvert : les plaies ont bon aspect
et se comblent. La fracture commence à se consolider. Après
un lavage soigneux des plaies et séparation de quelques
lambeaux de peau nécrosée, on replace un pansement ouaté.

11 juillet, renouvellement du pansement. Les plaies sont à
peu près comblées ; la fracture est plus solide. On constate
une assez grande raideur des doigts et du poignet.

21 juillet, le pansement est renouvelé. On constate que la
fracture du radius n'est pas très solide : les fragments sont
rapprochés et maintenus par un appareil plâtré, après lavage
des plaies à l'eau oxygénée et pansement à la gaze iodoformée.

Actuellement les plaies sont complètement guéries. Seule
la fracture du radius n'est pas encore tout à fait consolidée :
on immobilise l'avant-bras dans une gouttière plâtrée.

On peut considérer le malade comme guéri : la raideur
articulaire a beaucoup diminué. Si la mobilité anormale des
fragments du radius persiste, on pourra tenter la suture
osseuse.

Observation III

*Plaie par arrachement du genou. — Conservation
du membre ; guérison.*

Xavier K,.., 7 ans, à Jarville.

Le 7 juin 1902, à quatre heures de l'après-dîner, le jeune
K... monte derrière une voiture de place allant au trot. Sa
jambe droite s'engage dans les rayons d'une roue de derrière

de la voiture et l'enfant est traîné sur un espace de dix mètres environ, avant que la voiture ne fût arrêtée.

Un médecin qui se trouvait dans la voiture fait un panse-ment provisoire au blessé, qui est immédiatement transporté à l'hôpital, où il arrive à cinq heures et demie. A son arrivée le malade est chloroformé avec prudence et l'on constate les symptômes suivants :

Le blessé est en état de choc ; le teint est très pâle ; le pouls petit est à 96. Sur la face externe du genou droit on remarque une vaste plaie contuse, de dix centimètres de lon-gueur, à travers laquelle on voit l'intérieur de l'articulation qui est largement ouverte. La plaie est particulièrement sâle ; la peau est entièrement couverte de boue et de cambouis. Il se produit par cette plaie une hémorrhagie peu abondante. Le membre est absolument déformé ; la jambe est en rota-tion externe très marquée, la face dorsale du pied regardant presque en bas, on peut imprimer à la jambe tous les mou-vements anormaux possibles.

Tout le genou est savonné, lavé au sublimé et à l'alcool, puis on procède à l'examen de l'articulation.

Les téguments sont détruits sur une assez large surface à la partie externe. Les condyles fémoraux sont entièrement retournés : leur face inférieure regarde directement en haut. Ils ne tiennent plus que par quelques fibres ligamenteuses et les ligaments latéraux sont presque entièrement détruits. Il y a un décollement épiphysaire très net de l'extrémité infé-rieure du fémur : la partie condylienne est séparée de la diaphyse fémorale au niveau du cartilage de conjugaison sui-vant une surface plane et sans grandes aspérités. Le périoste est décollé tout autour de la diaphyse du fémur sur une éten-due de dix centimètres. Le tibia n'offre rien de particulier, non plus que la rotule qui est à peu près en place. A travers la plaie on voit distinctement, sur une étendue de plusieurs centimètres, battre l'artère poplitée qui est intacte ainsi que la veine et les gros troncs nerveux.

Le docteur Bichat, chef de clinique de M. le professeur Weiss, rejette l'idée qu'on pourrait avoir d'amputer de suite le blessé, détermination tout à fait justifiée par l'état de faiblesse du petit malade qui ne supporterait pas à coup sûr ce second traumatisme et par le bon état des vaisseaux et des nerfs.

Pendant qu'on pratique une injection sous-cutanée de 200 centimètres cubes de sérum artificiel, la plaie et l'articulation sont abondamment lavées à l'eau très chaude (55°) et à l'eau oxygénée. Plusieurs litres de liquide sont ainsi employés à nettoyer toutes les surfaces mises à nu et tous les recoins de la plaie. On remet en place le fragment inférieur du fémur pendant qu'un aide exerce de fortes tractions sur la jambe et la fléchit légèrement. Cette réduction est assez difficile à maintenir.

La plaie est laissée largement ouverte ; on draine à la gaze iodoformée les différents décollements ; le membre est immobilisé dans un pansement ouaté de Guérin et placé sur une attelle de Bœckel. On termine en faisant une injection sous-cutanée de 10 centimètres cubes de sérum antitétanique.

A ce moment l'état du malade est loin d'être brillant. Il est toujours très pâle, en hypothermie ; son pouls cependant, qui était devenu presque imperceptible au début, s'est légèrement remonté sous l'influence du sérum artificiel.

Le lendemain, 8 juin, le malade est un peu mieux ; le pouls est meilleur. Il a cependant été assez agité pendant la nuit. Dans la journée, injection sous-cutanée de 500 centimètres cubes de sérum artificiel. Température : 38°2.

Le 9 juin, l'état continue à être assez bon. On injecte dans la journée 450 centimètres cubes de sérum. Il s'est produit depuis la veille un léger suintement sanguinolent au niveau de la plaie. Température : 38°4.

Le 10 juin, le blessé va aussi bien que possible, injection de 500 centimètres cubes de sérum. Le malade commence à manger un peu. Température : 38°1.

11 juin, le blessé est chloroformé ; on ouvre le pansement qui dégage une odeur assez désagréable. La plaie a bon aspect ; la réduction des fragments du fémur ne s'est pas maintenue : les condyles ont repris à peu près la place qu'ils occupaient ; leur face inférieure regarde de nouveau en haut et en avant. On juge à propos de ne pas réduire de nouveau ; on lave abondamment la plaie à l'eau oxygénée et on replace le même pansement. Température : 39°.

12 juin, état satisfaisant. Température : 38°4.

Les jours suivants le malade continue à aller mieux ; l'appétit est bon. La courbe de la température descend au voisinage de la normale.

Le 18, on renouvelle le pansement pour la seconde fois. La plaie est en bon état ; la portion inférieure du fémur est un peu noirâtre ; cependant les condyles semblent devoir survivre et se couvrent de bourgeons. La température s'élève le soir à 39°, mais redevient normale les jours suivants.

Le 2 juillet, nouveau pansement : la plaie est en bon état.

11 juillet, nouveau pansement. La plaie se comble peu à peu.

17 juillet, pansement.

29 juillet, pansement.

Pendant les mois d'août, septembre et octobre, le pansement est fait régulièrement tous les huit jours.

Au mois de novembre, on constate que la jambe s'est fortement inclinée en dedans sur la cuisse.

Pour corriger cette attitude vicieuse, on fixe à des bandes, enroulées autour du genou et du coup de pied (sur le côté externe), deux anneaux entre lesquels est tendu un tube en caoutchouc.

Au bout de quinze jours, le 20 novembre, la jambe a repris une bonne position. A ce moment la plaie est tout à fait comblée et tend à la cicatrisation : on fait un pansement simple à la gaze iodoformée et on pose un appareil plâtré. On constate l'ankylose à peu près complète de l'articulation du genou et un raccourcissement total du membre de quatre centimètres ; raccourcissement qui pourra encore diminuer.

Observation IV

(RÉSUMÉE)

Ecrasement du bras gauche.

D..., 26 ans, employé au chemin de fer.

Le 24 septembre 1901, le malade, étant de service, eut le bras gauche pris entre les tampons de deux wagons. Le bras fut complètement écrasé à sa partie moyenne.

On amène le soir même le blessé à l'hôpital. L'interne de garde fait un pansement humide et place le bras dans une gouttière.

Le lendemain on constate les lésions suivantes : il existe une plaie assez vaste et profonde sur le côté externe du bras au niveau de son tiers moyen, avec décollements assez étendus. L'humérus est fracturé ; mais les vaisseaux et les nerfs sont intacts. On procède à un nettoyage complet du bras et de la plaie ; puis on fait un lavage long et minutieux avec de l'eau très chaude. On tamponne les recoins de la plaie avec de la gaze iodoformée et on applique un pansement ouaté. La température s'élève à 39° et se maintient au-dessus de la normale pendant quelques jours.

Tous les deux jours, lavages à l'eau oxygénée et pansements.

Au bout de trois semaines environ, appareil plâtré, qu'on enlève après six semaines. La plaie ne se ferme pas : on fait tous les deux jours un pansement à l'iodoforme.

Le 15 mai 1902, le malade est chloroformé : pour l'extraction d'un séquestre.

En juin, on constate que la fracture est tout à fait consolidée ; la plaie est complètement fermée. Le bras est légèrement atrophié. — Massage.

Observation V

(RÉSUMÉE)

Ecrasement du bras droit

C... Charles, 29 ans, employé au chemin de fer à Pagny-sur-Moselle.

Le 1ᵉʳ octobre 1901, à 4 heures après-dîner, le malade voulut monter sur le marchepied d'un wagon en marche. Il fit un faux pas et tomba entre le quai et le rail, couché sur le côté droit. Une roue du wagon heurte le bras, le brise au-dessus de son tiers supérieur et rejette le malade en dehors de la voie.

Le blessé est amené aussitôt à l'hôpital, où il arrive à huit heures du soir. On constate les lésions suivantes : une plaie du cuir chevelu au-dessus de la région occipitale ; une plaie de la face partant du bord externe de l'orbite et descendant jusqu'au maxillaire inférieur ; enfin une longue plaie au niveau de la région fessière. Toutes ces plaies sont lavées soigneusement et pansées.

On constate au niveau du bras deux plaies très profondes, d'une longueur de 3 centimètres chacune, l'une à la face antérieure, l'autre à la face postérieure. Les régions avoisinantes sont meurtries et décollées. L'humérus est fracturé au niveau de son tiers supérieur.

Les plaies sont abondamment lavées à l'eau très chaude et à l'eau oxygénée ; puis tamponnées avec de la gaze iodoformée. On réduit ensuite la fracture et on fait un pansement ouaté.

Le 1er novembre, le pansement est renouvelé : pour maintenir la fracture, on improvise un appareil avec des attelles en carton.

Le 1er décembre, ou met un appareil plâtré qui, dans la suite, est remplacé par un appareil de Hennequin. Les plaies sont en bon état et ne se ferment que le 1er février 1902 : à ce moment la fracture est déjà assez bien consolidée.

Le blessé sort de l'hôpital le 19 mars, guéri. Le bras présente un certain degré d'atrophie qui s'est améliorée par le massage.

Observation VI

(RÉSUMÉE)

(Due à l'obligeance de M. le Professeur Weiss)

Ecrasement de l'avant-bras

Il s'agit d'un homme de 50 ans qui, étant ivre, se couche sur la voie du chemin de fer. Un train lui passe sur l'avant-bras. Le membre ne tenant plus que par la peau, est détaché. On constate de longs décollements remontant au-dessus du coude. Après un minutieux lavage à l'eau chaude et à l'eau oxygénée, on fait un pansement simple à la gaze iodoformée ; puis pansement ouaté.

Six semaines après, on résèque le radius et le cubitus trop saillants.

Le malade sort de l'hôpital, guéri. Il est revu, le 15 mai 1902, par M. le Professeur Weiss ; il est marchand ambulant et a fait adapter à son avant-bras un appareil muni d'un crochet, à l'aide duquel il peut traîner une petite voiture.

Observation VII

Plaie par écrasement du genou. — Conservation du membre.

Le 10 décembre 1901, au soir, en montant dans un tramway en marche, le nommé César G... glissa du marchepied et tomba contre la voie. La voiture en marche le traîna sur une distance d'une vingtaine de mètres, le genou étant pris entre la roue et le rail. Relevé aussitôt, le blessé fut transporté chez lui où il fut pansé.

Le 12 décembre, le malade se décide à entrer à l'hôpital. On constate une large blessure au niveau de la face antérieure de la rotule et une large plaie contuse dans la région du creux poplité. L'articulation du genou est ouverte ; les vaisseaux et les gros troncs nerveux sont intacts. Mais la plaie est dans un état lamentable : au fond d'un putrilage fétide, on aperçoit la rotule noire et nécrosée ; la plaie du creux poplité présente des décollements considérables. Le malade est anesthésié ; on savonne et on lave très soigneusement les bords des plaies, puis on pratique avec de l'eau distillée très chaude et de l'eau oxygénée un lavage prolongé de toutes les anfractuosités du foyer ; les différents décollements sont drainés et tamponnés avec de la gaze iodoformée.

La température est de 39°8 le soir ; 38°8 le matin ; elle oscille dans les mêmes limites avec une forme intermittente à grandes oscillations, depuis le 11 décembre jusqu'au milieu du mois de janvier.

Pendant ce temps, on est appelé à ouvrir successivement plusieurs collections para articulaires : la première le long du bord interne du tibia ; la seconde au niveau du cul-de-sac sous-tricipital de la synoviale ; une troisième au niveau du bord externe du péroné. Les trois incisions de l'arthrotomie, pratiquées le 12 décembre, laissent passer de gros drains par lesquels s'écoule facilement un pus abondant et fétide.

Enfin, après six ou sept opérations successives, le malade reprend des forces ; l'appétit revient. La fièvre tombe à 37° au 1er février et la plaie se déterge. Le malade ne souffre plus ; on fait un premier pansement sec.

A la fin de février, on place un pansement ouaté de Guérin. Ce pansement est renouvelé tous les huit jours à peu près ; la plaie continue à bien aller et se ferme peu à peu.

Le malade, très affaibli par une longue suppuration, et considérablement amaigri, a repris de l'embonpoint. Il sort de l'hôpital vers le 15 avril 1902, complètement guéri.

Observation VIII

Broiement de la cuisse par wagonnet. — Désinfection du foyer, sans opération typique. — Septicémie gangréneuse consécutive. — Guérison.

J... Albert, 16 ans, mineur à Neuves-Maisons, était monté, le 7 janvier 1902, sur un train de wagonnets chargés de minerai, lorsqu'il perdit l'équilibre et tomba si malheureusement que les roues d'un wagon lui broyèrent la cuisse droite. L'accident est arrivé à dix heures du matin ; après un pansement des plus sommaires, on conduit en voiture le blessé à l'hôpital de Nancy, où il arrive à quatre heures de l'après-midi.

A son entrée, il est très pâle, encore en état de choc ; le pouls est rapide et très petit. La cuisse est complètement coupée à sa partie moyenne ; l'artère fémorale que l'on voit battre dans la plaie est encore heureusement oblitérée. Après avoir fait une injection de 500 centimètres cubes de sérum artificiel, le malade étant anesthésié avec la plus grande prudence, on savonne et on lave soigneusement les bords de la plaie ; puis on pratique avec plusieurs litres d'eau distillée très chaude un lavage prolongé de toutes les anfractuosités du foyer, qui est très irrégulier et très souillé de terre Il présente en effet de nombreux décollements dont l'un s'étend du côté interne jusqu'à la racine de la cuisse. Tous les tissus sont broyés et extrêmement contus.

Le fémur est complètement dénudé de son périoste sur une étendue de six à sept centimètres : cette portion est réséquée. Après une désinfection aussi rigoureuse que possible, les différents recoins du foyer sont drainés et tamponnés avec de la gaze iodoformée, sans aucune réunion, et le membre est enveloppé dans un épais pansement ouaté.

8 Janvier. Température : 38°,8. L'état général est meilleur ; le pouls est assez fort, à 108. On injecte dans la journée 500 centimètres cubes de sérum artificiel.

9 Janvier. Température : 39°. Le malade souffre un peu au niveau de sa blessure. Le pansement est défait : les bords de la plaie sont grisâtres, ont mauvais aspect. Les mèches sont retirées, et par les drains de caoutchouc laissés en place, on fait un abondant lavage au permanganate de potasse à 1 pour 3000, puis on lave à l'eau oxygénée.

10 Janvier. Température : 38°2. L'état général a beaucoup empiré : la respiration est fréquente, le pouls très petit et rapide. Le blessé est très déprimé et présente tous les signes d'une grave intoxication. En enlevant le pansement, on s'aperçoit que toute la cuisse est œdématiée : la peau est livide,

froide, tachetée de marbrures brunes et violettes et présente l'aspect caractéristique de l'érysipèle bronzé de Vilpeau. On constate un emphysème sous-cutané des plus nets, qui remonte au-delà de la racine de la cuisse, jusque sur la partie inférieure de la paroi abdominale antérieure.

Le patient étant légèrement anesthésié, une très longue incision au thermocautère est faite sur la face externe de la cuisse, empiétant même sur la partie inférieure de la paroi abdominale. Cette incision traverse la peau, le tissu cellulaire sous-cutané et l'aponévrose ; par cette ouverture, les muscles grisâtres, d'aspect sphacilé font hernie et il s'écoule une notable quantité d'un liquide louche et infecte. Du côté interne, on fait une incision plus petite jusqu'à ce qu'on ait rejoint le long décollement qui existe à ce niveau. Des drains sont placés dans toutes les directions et par ces drains on pratique un grand lavage à l'eau oxygénée. Presque immédiatement les tissus perdent leur aspect grisâtre et sphacilé, et redeviennent rosés. Pansement à l'eau oxygénée.

Le soir, température : 38°4. L'état général est encore très mauvais, le pouls petit et fréquent ; le malade délire un peu. Nouveau lavage et nouveau pansement à l'eau oxygénée.

Le 11 Janvier, il s'est produit une amélioration très marquée. La gangrène n'a pas gagné, elle a au contraire régressé ; on ne perçoit plus de crépitation sous-cutanée que vers le côté interne de la cuisse. On continue le même traitement.

Le 12 Janvier, le mieux s'accentue.

Le 13 Janvier, l'emphysème sous-cutané a complètement disparu. Dans le pansement, on remarque pour la première fois du pus en assez grande abondance. La peau se mortifie et devient noirâtre sur les bords des incisions et de la plaie primitive. Même traitement.

Le 18 Janvier, les escarres assez étendues sont à peu près complètement détachées. Au niveau de l'incision externe, les muscles qui ont à présent un bel aspect rosé, forment une volumineuse hernie. L'état général s'est considérablement amélioré.

25 Janvier. Depuis quelques jours, le moignon présente une rétraction progressive considérable. On supprime les lavages à l'eau oxygénée qu'on remplace par le permanganate de potasse au 1/3000.

L'amélioration s'est maintenue dans la suite et a progressé lentement. Il a naturellement fallu assez lontemps pour obtenir une détersion complète d'un tel foyer et pour remonter l'état général du malade très altéré par ces différents incidents.

Le 12 Mai, on a dû régulariser le moignon qui présentait une conicité extrême et pour cela réséquer une certaine portion du fémur restant.

Le 30 Juin, le malade est à peu près complètement guéri.

Il sort de l'hôpital dans le courant du mois d'août. Il possède un bon moignon, qui n'est pas long, c'est vrai, mais très suffisant pour permettre facilement le port d'un appareil prothétique.

Observation IX

Ecrasement de la main. Guérison.

L... Jacques, 49 ans, mineur.

Le 10 Avril 1902, vers dix heures du matin, le malade était à son travail. Ayant posé la main à plat sur un wagonnet qui se trouvait auprès de lui, un bloc de minerai du poids de cinq mille kilogrammes se détacha tout à coup et tomba sur la main d'une hauteur de dix centimètres environ. Dégagé de suite par ses camarades, le blessé, après un pansement sommaire, est dirigé sur l'hôpital.

Dans l'après-dîner, il entre dans le service de Monsieur le professeur Weiss. On constate les lésions suivantes : les quatre derniers doigts de la main droite sont totalement broyés jusqu'à l'articulation métacarpo-phalangienne. Le pouce est intact ; l'index ne semble plus tenir que par quelques lambeaux de peau. L'hémorrhagie n'est pas très considérable. Les plaies sont souillées de débris de toute sorte. On lave soigneusement les plaies et la main au savon, puis au sublimé et on laisse la main pendant trois quarts d'heure dans un bain antiseptique chaud. On fait enfin une injection de dix centimètres cubes de sérum antitétanique et un pansement au sublimé.

Les jours suivants, le malade va aussi bien que possible. La température s'est élevée à 38°5 ; elle oscille de 38° à 38°5 pendant une quinzaine de jours. Le pansement est changé tous les jours et la main est plongée de sept à dix heures dans un bain de sublimé.

Le 24 avril, le malade commence à se lever ; la température est normale. Les doigts blessés ne semblent pas devoir survivre : ils commencent à prendre une teinte noire caractéristique.

Le 10 mai, on détache l'index qui est complètement nécrosé.

Le 24 mai, on détache les trois autres doigts. La température monte à 38 pendant trois jours et redevient normale. Les plaies suppurent encore un peu. On fait un pansement sec à l'iodoforme et à la gaze iodoformée.

Le 26, on change le pansement.

Le 31, on change le pansement.

A partir du 1er juin, le pansement est changé tous les jours ; les plaies se comblent, mais il y a toujours un peu de pus.

A la fin de juin, le malade est à peu près guéri. Les plaies ne sont pas encore complètement fermées et suppurent encore un peu. Le pansement est renouvelé tous les **deux** jours. Il existe un peu de raideur articulaire du coude et du poignet.

Le malade sort de l'hôpital au commencement du mois de juillet.

Observation X

Broiement de la jambe droite. — Ecrasement du pied gauche.
Guérison.

B..., Jacques, 73 ans, manœuvre à Bouxières-aux-Dames.

Etant occupé à remettre en état les rails d'un chemin de fer à voie étroite, à l'entrée d'une mine, le malade ne vit pas venir une rame de wagonnets chargés de minerai, qui le renversèrent et passèrent sur sa jambe droite et son pied gauche.

L'accident est arrivé à onze heures et demie du matin, le 26 juin 1902 ; on amène aussitôt le blessé à l'hôpital, où il arrive à deux heures de l'après-dîner.

Le blessé est pâle, froid, en état de choc ; le pouls est très petit et fréquent.

Le malade est soumis avec prudence à l'anesthésie. La jambe droite est savonnée, rasée et lavée soigneusement ; elle est complètement broyée au niveau de son tiers inférieur : les os, les muscles sont réduits en bouillie et le pied ne tient plus au reste du membre que par des lambeaux de peau. Ces lambeaux sont sectionnés ; les esquilles sont enlevées rapidement ; le tibia et le péroné, dénudés sur une certaine hauteur, sont réséqués ; les lambeaux musculaires presque complètement détachés et pendants sont également enlevés ; les vaisseaux sont liés. On fait un grand lavage prolongé de tous les recoins du foyer à l'eau très chaude, puis à l'eau oxygénée. On tamponne la plaie à la gaze iodoformée ; on ne réunit pas ; et on applique un pansement ouaté.

Du côté gauche, le bord externe du pied, à sa partie antérieure est également broyé ; les quatrième et cinquième orteils ne tiennent plus que par quelques lambeaux et les têtes des métatarsiens correspondants sont broyées : on les résèque. On lave abondamment la plaie et on fait un pansement à la gaze iodoformée.

Pendant l'intervention, on a fait une injection de 10 centimètres cubes de sérum antitétanique et de 450 centimètres cubes de sérum artificiel.

Le pouls est encore petit et faible à six heures du soir. On réchauffe le malade. On fait une injection de caféine et une nouvelle injection de 400 centimètres cubes de sérum artificiel. Température : 37°4.

27 juin. Température : matin 37°2 ; soir 37°9. L'état du malade s'est un peu amélioré. On fait encore une injection de sérum artificiel.

28 juin. Température : matin 37°5 ; soir 37°9. Un léger suintement étant observé au niveau de la plaie de la jambe droite, on renouvelle le pansement après avoir abondamment lavé à l'eau oxygénée.

29 juin. Température : matin 37°9 ; soir 38°. On renouvelle le pansement du pied gauche : la plaie est en bon état.

La température se maintient pendant une huitaine de jours entre 37°5 et 38°, puis redevient normale.

8 juillet, nouveaux pansements. La plaie du pied gauche commence à se fermer. Le moignon de la jambe droite est en bon état.

Le malade sort à la fin de septembre. Le pied gauche est complètement guéri ; à droite il existe un bon moignon qui permettra facilement le port d'un appareil prothétique.

Observation XI

Arrachement du bras gauche. — Guérison.

A... Jean-Nicolas, 14 ans, ouvrier aux hauts-fourneaux de Champigneulles.

Le 3 juillet 1902, à dix heures du matin, le jeune A..., étant à son travail, eut le bras gauche pris dans une machine et complètement arraché au niveau de son tiers supérieur. Après un pansement provisoire le malade est envoyé à l'hôpital, où il arrive vers une heure après-dîner.

On constate les lésions suivantes : Le malade est en état de choc ; il est très pâle ; cependant le pouls est assez bon, à 72. Le bras gauche, qui est détaché du tronc, a été complètement broyé au niveau de son extrémité supérieure, au-dessus de l'insertion inférieure du deltoïde et à trois travers de doigt au-dessous du creux de l'aisselle. L'os, les muscles et les téguments sont broyés et réduits en bouillie au niveau de la plaie. La blessure et la peau avoisinante sont des plus sales. On constate un assez long décollement sur le côté externe du moignon

En outre, le blessé présente un arrachement du bord externe de l'oreille gauche et une plaie superficielle au niveau de l'apophyse mastoïde.

Le blessé est anesthésié et l'on procède au savonnage et au lavage des bords de la plaie. Pendant ce temps, on fait une injection de 500 centimètres cubes de sérum artificiel. Puis, avec un jet d'eau très chaude, on fouille tous les recoins du foyer et on fait un lavage à l'eau oxygénée. L'humérus forme dans la plaie une saillie irrégulière ; il est réséqué, après dénudation ; les vaisseaux sont pincés et liés. On tamponne la plaie et les décollements avec de la gaze iodoformée, puis on fait un pansement ouaté compressif.

4 juillet. Température : matin 37°7 ; soir 38°6. Le malade va bien. On fait matin et soir une injection de 400 centimètres cubes de sérum artificiel.

5 et 6 juillet. Etat satisfaisant. Température : 37°6 et 37°9.

7 juillet. Le pansement est ouvert. La plaie est en bon état : quelques lambeaux de muscles se sphacèlent. On fait un grand lavage à l'eau oxygénée chaude, un nouveau tamponnement à la gaze iodoformée et un pansement ouaté. Température : 37°5 soir.

19 juillet. Nouveau pansement.

29 juillet. Pansement ; la plaie est en bon état.

Le blessé sort dans le courant des vacances, complètement guéri : il possède un bon moignon intra-deltoïdien.

————

Les observations précédentes ont été recueillies au service de M. le Professeur Weiss : aucun de ces malades n'offrait d'antécédents héréditaires intéressants, ni d'antécédents personnels. Ils guérirent tous.

Nous ne croyons pas devoir reproduire ici toutes les observations déjà publiées par Reclus et ses élèves ; nous signalerons seulement les cas intéressants cités dans les thèses des Docteurs Branère, Lobstein, Largeau et Delrieu.

Observation XII

(RÉSUMÉE)

Ecrasement des deux pieds.

(Reclus. — *Revue de Chirurgie*, 1896.)

Il s'agit d'un teinturier de vingt-six ans qui, descendant d'un train en marche, glisse et engage ses deux pieds sous les roues d'un wagon qui les écrasent. Le blessé arrive à l'hôpital, pâle, refroidi par la perte de sang. Le pied droit, en partie dépouillé de sa peau dorsale, montre, au milieu des muscles en bouillie, les orteils et les métatarsiens broyés et le tarse menuisé en nombreuses esquilles. La face plantaire est presque aussi gravement atteinte et à travers les téguments déchirés, on voit à nu des muscles écrasés au milieu des débris des tendons et des os. Le pied gauche a ses quatre derniers orteils pendants et tout l'arrière-pied noirâtre est soulevé par des caillots et des fragments osseux qui, sous la peau tendue, crépitent comme un sac de noix.

Je me contente de nettoyer et d'embaumer les membres. Le blessé se relève du choc : il n'a pas de fièvre et, lorsqu'au bout de trois semaines, j'enlève le premier pansement, je trouve à gauche trois orteils morts et bien séparés de la plaie granuleuse et vermeille ; à droite deux orteils et deux métatarsiens sont dénudés : je les enlève par une légère traction de davier. Les téguments ne tardent pas à se rejoindre au-dessus de ces pertes de substance ; au bout de deux mois, la cicatrice est parfaite et mon teinturier marche sur ses deux pieds solides, à telle enseigne que l'année suivante, il faisait 27 kilomètres à pied pour venir me remercier à l'hôpital Broussais.

Observation XIII

(RÉSUMÉE)

Ecrasement des deux jambes.

(Reclus. — *Revue de Chirurgie*, 1896).

Un homme d'équipe de 34 ans tombe sur la voie : une loco
motive du poids de 50,000 kilogr, lui passe sur les membres
inférieurs. On l'amène à la Pitié, pendant la visite, moins
d'une heure après l'accident. Les deux jambes, absolument
broyées à la partie moyenne, sont repliées en avant et repo-
sent sur les cuisses. Elles sont maintenues à peine par quelques lambeaux de peau et un coup de ciseaux les détache.
Nous avons deux moignons d'où saillent des muscles broyés,
des débris de tendons, des esquilles osseuses. Au-dessus et
jusqu'au genou les téguments décollés sont meurtris, ecchymotiques, amincis et recouvrent des tissus crépitants. Pour
débarrasser le patient et tailler des lambeaux en tissu sain,
il faudrait avoir recours ici à une double amputation de
cuisse.

Le blessé n'aurait pu supporter ce nouveau traumatisme :
il est pâle, exsangue, hébété ; son visage est couvert de sueurs
froides ; son pouls est à peine perceptible et lors de l'opération, la température est à moins de 36°. Nous nettoyons et
embaumons les membres écrasés. Le pansement fini, la
température montait déjà et l'épuisement nerveux semblait
moindre. Le soir le pouls est à 88 ; la température 37°5. Au
quinzième jour, nous enlevons le premier pansement et déjà
le mort se sépare du vif ; mais ce n'est qu'au bout de six
semaines que la détersion est assez complète pour scier le
tibia et le péroné à hauteur voulue, après rugination du
périoste et du tissu qui les entoure. On rapprocha les lam-

beaux naturels qui s'étaient formés eux-mêmes et le résultat fut magnifique.

Cet homme marche actuellement sur deux jambes articulées et peut continuer un service actif.

Observation XIV
(RÉSUMÉE)

Écrasement de la main et de l'avant-bras gauche.
(Reclus. — *Revue de Chirurgie*, 1896).

Un corroyeur de 28 ans a l'avant-bras gauche et la main pris dans un cylindre. On l'apporte à l'hôpital, où le Dr Faure, notre suppléant, constate les lésions suivantes : la face antérieure de l'avant-bras est déchirée par une plaie continue de vingt centimètres de long sur huit de large ; tous les tissus y sont broyés jusqu'aux deux os dénudés. La face dorsale de la main est coupée d'entailles profondes qui ont tout intéressé jusqu'au métacarpe ; l'annulaire est complètement sectionné au niveau de la phalangine et ne tient que par un petit lambeau palmaire. Il en est de même du médius et de l'index, coupés dans toute leur épaisseur au niveau de la phalange simplement maintenue par la lanière des téguments, dont la peau est intacte. Mais les désordres étaient tels qu'il semblait impossible de conserver la main.

Les plaies sont désinfectées et embaumées et le vingt-huitième jour, le pansement est enlevé. Les pertes de substance de l'avant-bras sont déjà cicatrisées en grande partie. La main est aussi en parfait état et l'on n'a plus à craindre que la chute de deux doigts qui paraissent très mobiles encore et d'une coloration douteuse. On refait le pansement au bout de quinze jours ; nouvel examen : on remarque que ces deux doigts eux-mêmes se sont consolidés. Toutes les phalanges intéressées se sont ressoudées et en somme, la main n'a perdu, dans cette terrible aventure, que les ongles du médius et de l'annulaire. Il est vrai que l'on constate l'ankylose des jointures des doigts, mais elle sera peut-être temporaire. En tous cas, le pouce et l'index sont agiles et la fonction en définitive sera presque totalement conservée.

CHAPITRE V

RÉSULTATS OPÉRATOIRES

Les résultats obtenus dans les cas que nous avons observés furent tous excellents ; parfois même ils ont de beaucoup dépassé les espérances. Chez quelques-uns de nos blessés, des membres complètement broyés dans la continuité purent être conservés en entier ; chez les autres, la séparation étant complète, on ne put garder que des moignons très utilisables permettant le port d'appareils prothétiques.

Pour bien juger de ces résultats, nous comparerons, dans quelques cas, les résultats obtenus par la chirurgie conservatrice et ceux qu'aurait donnés l'amputation immédiate.

Chez le malade qui fait l'objet de l'observation I, l'amputation eut donné à droite le même résultat à peu près que la méthode conservatrice. Mais dans l'état où se trouvait le pied gauche, il eût fallu, repoussant la méthode conservatrice, se résoudre également à une amputation de jambe au lieu d'élection. On s'est abstenu avec raison :

le blessé a conservé sa jambe et le pied jusqu'à l'interligne de Chopart : lui qui croyait ne plus pouvoir marcher qu'à l'aide de béquilles, porte au pied gauche une chaussure spéciale, à droite un appareil, qui lui permettent de marcher assez bien pour pouvoir se livrer à quelques occupations et gagner sa vie.

Chez le n° II, H... Gustave, l'amputation eut privé cet homme d'un membre qui lui rendra parfaitement tous les services désirables. Actuellement, son bras est encore atrophié, il y a un retard de consolidation du radius, c'est vrai ; mais tout s'arrangera finalement et le malade pourra reprendre son service.

Le jeune K... (Observation III) conserve lui aussi un membre que l'on pouvait considérer comme perdu. Il existe un raccourcissement de quatre centimètres de la jambe droite, qui pourra se corriger encore ; il conservera une ankylose du genou ; mais combien est préférable cet état à un moignon de cuisse !

Enfin, dans le cas de J... Albert (Observation VIII), une seule chose était possible : la désarticulation de la hanche, Il est fort douteux que le malade, dont l'état général était très mauvais, fut à ce moment capable de supporter ce second traumatisme. Ce dernier d'ailleurs aurait porté sur des parties totalement infectées et aurait été loin de dépasser les limites du mal. Grâce au mode de traitement institué, le malade conserve un bon moignon de cuisse qui lui permet le port d'un appareil prothétique.

Il nous paraît inutile de continuer cette comparaison pour toutes nos observations ; on trouverait aussi bien démontrés dans chacune d'elles les avantages de la chirurgie conservatrice sur l'amputation.

Dans les nombreux cas publiés par Reclus et ses élèves, les résultats furent presque toujours très heureux. Une seule fois, un accident, assez rare heureusement, se produisit : un blessé fut emporté par le tétanos.

Nous basant sur ces quelques résultats, nous n'avons pas eu l'intention de repousser absolument l'amputation et de nier les avantages qu'elle présente, pratiquée chez ces malheureux blessés en proie à la suppuration et à d'insupportables douleurs, affaiblis par les veilles et condamnés à mourir. Notre but a été de démontrer qu'en face d'une blessure grave des membres, le chirurgien a une foule de points à examiner pour savoir s'il doit conserver ou amputer immédiatement ; et qu'en somme, la conservation s'impose beaucoup plus souvent que l'amputation.

CHAPITRE VI

COMPLICATIONS

Les complications qui peuvent survenir chez un blessé
atteint de traumatisme grave des membres sont les complications habituelles des plaies larges et profondes. Deux
d'entre elles sont particulièrement graves : ce sont la
septicémie gangréneuse et le tétanos.

Bien que rares, ces deux affections sont toujours à redouter dans la classe des blessés qui se présentent à nous,
atteints de grands écrasements. Ces gens : charretiers,
mineurs, ou employés de chemin de fer pour la plupart,
sont tous surpris par l'accident au moment de leur travail ; leur transport dans un hôpital nécessite la perte
d'un temps précieux : leurs plaies restent toujours trop
longtemps souillées de terre, de débris de toute sorte,
susceptibles de contenir le vibrion septique de Pasteur
ou le bacille de Nicolaier. Aussi est-il très prudent de
procéder au plus tôt à une désinfection longue et minutieuse de ces plaies et de faire, dans tous les cas, une
injection préventive de sérum antitétanique.

Les blessures du membre inférieur paraissent surtout
jouir du triste privilège de se compliquer de gangrène

gazeuse aiguë. Nous avons eu l'occasion d'en observer un cas :

Comme chez tous nos blessés, arrivés au service avec des plaies très souillées, la septicémie était à craindre chez le jeune J... (Observation VIII). Malgré l'antisepsie très rigoureuse faite au niveau du foyer, on ne put empêcher son apparition qui fut certainement favorisée par la longue période écoulée entre l'accident et le moment des premiers soins. C'est là un point très important à considérer : il faut toujours craindre l'infection de la plaie, si l'on a tardé, ne fût-ce que de quelques heures, à confier le malade aux soins d'un chirurgien.

Alors, nous diront les patisans de l'amputation, faite immédiatement et à une distance suffisante de la plaie, l'amputation pouvait peut-être éviter au malade cette grave complication. Nous l'accordons volontiers : mais, en ajoutant au choc traumatique le choc opératoire, on risquait fort de faire mourir un blessé déjà très affaibli ; puis, à l'entrée du malade, la crainte de l'infection était plus ou moins fondée, et ce n'était pas une amputation de cuisse, mais une désarticulation de hanche qui s'imposait. L'intervention immédiate imposait un sacrifice beaucoup trop considérable et le malade aurait perdu le moignon très utile qu'il possède aujourd'hui. Il ne faut donc pas, dans ces cas, se laisser aller à une intervention aussi grave et aussi inutile que l'amputation, sous prétexte de l'apparition plus ou moins probable de l'infection.

Chez tous les autres blessés que nous avons observés, l'infection était à craindre, comme dans le cas qui nous occupe : chez aucun elle ne s'est produite et l'abstention a été complètement justifiée. Si, d'ailleurs, cette grave complication survient, nous ne sommes plus comme autrefois, absolument désarmés contre elle : l'eau oxygénée a, sur la gangrène gazeuse, une action spécifique bien démontrée par des succès incontestables.

La conduite à tenir vis-à-vis du tétanos sera exactement pareille. Si l'on a quelque raison de craindre cette terrible affection, on fera une injection de sérum antitétanique et l'on s'abstiendra de toute opération.

En somme, la gangrène gazeuse aiguë et le tétanos sont les complications les plus redoutables des grands traumatismes des membres : le chirurgien devra toujours redouter leur apparition et faire tous ses efforts pour les prévenir, non par l'amputation immédiate, mais par les seuls moyens médicaux.

CONCLUSIONS

I. — *Ecrasements récents, non infectés*

Dans les écrasements récents, qui portent sur la continuité des membres, que le malade soit en état de choc ou non, l'amputation au-dessus sera toujours repoussée.

Il faut lui substituer une désinfection longue, minutieuse et complète de la plaie ; tamponner à la gaze iodoformée les anfractuosités et décollements du foyer et appliquer un pansement ouaté.

Si le bout périphérique du membre broyé ne tient plus que par quelques lambeaux de peau, on le détachera complètement ; on réséquera, après rugination, les os qui pourraient dépasser et, après désinfection, on pansera.

Si le broiement porte sur l'extrémité d'un membre, on refusera également la désarticulation ou l'amputation ; après désinfection, on fera un pansement antiseptique. On laissera ainsi à la nature le soin de faire la séparation du mort et du vif. On régularisera plusieurs mois après l'accident, si cela est nécessaire.

II. — *Ecrasements infectés*

Dans les écrasements infectés, l'amputation sera souvent la seule mesure de salut. Il faudra savoir l'appliquer à temps ; car si, dans les écrasements du bras et de la cuisse surtout, l'infection a gagné et empiété sur le tronc, l'abstention et un traitement approprié seront préférables à l'amputation.

INDEX BIBLIOGRAPHIQUE

ALQUIÉ. — *Mémoire sur la chirurgie conservatrice et le moyen de restreindre l'utilité des opérations.* Montpellier, 1850.

BILGUER. — *De membrorum amputatione rarissime administranda ant quasi abroganda.*

BRANÈRE. — *Traitement des grands écrasements des membres.* Thèse de Paris, 1894.

DELRIEU. — *Contribution à l'étude de la chirurgie conservatrice.* Thèse de Paris, 1887.

DUPUYTREN. — *Leçons orales de clinique chirurgicale faites à l'Hôtel-Dieu.* 1839. — T. II.

DUPUYTREN. — *Clinique chirurgicale*, T. II. — *Des amputations.*

FORGUE et RECLUS. — *Traité de thérapeutique chirurgicale :* T. II.

LARGEAU. — *Premiers pansements des fractures.* — Thèse de Paris, 1885.

LARREY. — *Mémoires de chirurgie militaire et campagnes, Histoire chirurgicale du siège d'Anvers.*
— *Clinique chirurgicale.*

LÉVEILLÉ. — *Mémoires de la Société médicale d'émulation.*

L**EJARS**. — *Chirurgie d'urgence. Des grands écrasements.*

L**OBSTEIN**. — *Des amputations spontanées dans les traumatismes.* Thèse de Paris, 1890.

M**ALLE**. — *Clinique chirurgicale de Strasbourg.*

M**ALGAIGNE**. — *Etude statistique sur les résultats des amputations dans les hôpitaux de Paris.*

M**ALGAIGNE**. — *Archives générales de médecine.* T. XIII et XIV.

N**ÉLATON**. — *Rapports sur les progrès de la chirurgie. Méthodes conservatrices,* p. 607.

J. P**AGET**. — *Clinical lectures and essays.* — *The various Risks of operations.*

P**OLACZECK**. — *De l'opportunité des grandes opérations.*

P**OLAILLON**. — *Dictionnaire encyclopédique des sciences médicales* (article doigt).

R**ECLUS**. — *Revue de chirurgie,* 1896. — *Conservation systématique dans les grands traumatismes des membres.*

R**ECLUS**. — *Clinique chirurgicale de l'Hôtel-Dieu,* 1888. — *L'eau chaude en chirurgie.*

R**ECLUS**. — *Clinique chirurgicale de la Pitié,* 1894. *Leçon sur le traitement des grands écrasements.*

R**ECLUS**. — *Clinique et critique chirurgicale.* — *Etats constitutionnels et traumatisme.*

T**RÉLAT**. — *Clinique chirurgicale,* T. I. — *Indications de l'amputation dans les grands traumatismes.* — *Influence des traumatismes sur les états pathologiques antérieurs.*

Th. V**ARICK**. — *New-York Med. Journ.* p. 431. — *The use of hot water in surgery,*

V**ELPEAU**. — *Séance de l'Académie de Médecine de Paris.*

V**ERNEUIL**. — *Gazette des Hôpitaux,* 1878, p. 282.

V**ERNEUIL**. — *Mémoire de chirurgie,* T. III. — *Indications* *et contre-indications opératoires. — États constitution-nels et traumatisme,*

— Compendium de chirurgie pratique, T. I.

— Bulletin de l'Académie royale de médecine de Belgique, T. II.

— Recueil des pièces qui ont concouru pour le prix de l'Académie de chirurgie. — Paris, 1759.

BIBLIOTHÈQUE NATIONALE
R.F.
IMPRIMÉS.

TABLE DES MATIÈRES

IMPR. L. KREIS, 51, RUE ST-GEORGES — NANCY

www.ingramcontent.com/pod-product-compliance
Ingram Content Group UK Ltd.
Pitfield, Milton Keynes, MK11 3LW, UK
UKHW021150220726
13924UKWH00003B/1090